BEI GRIN MACHT SICH IHR WISSEN BEZAHLT

- Wir veröffentlichen Ihre Hausarbeit,
  Bachelor- und Masterarbeit

- Ihr eigenes eBook und Buch -
  weltweit in allen wichtigen Shops

- Verdienen Sie an jedem Verkauf

Jetzt bei www.GRIN.com hochladen und kostenlos publizieren

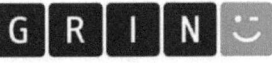

Bibliografische Information der Deutschen Nationalbibliothek:

Die Deutsche Bibliothek verzeichnet diese Publikation in der Deutschen National-bibliografie; detaillierte bibliografische Daten sind im Internet über http://dnb.d-nb.de/ abrufbar.

Dieses Werk sowie alle darin enthaltenen einzelnen Beiträge und Abbildungen sind urheberrechtlich geschützt. Jede Verwertung, die nicht ausdrücklich vom Urheberrechtsschutz zugelassen ist, bedarf der vorherigen Zustimmung des Verla-ges. Das gilt insbesondere für Vervielfältigungen, Bearbeitungen, Übersetzungen, Mikroverfilmungen, Auswertungen durch Datenbanken und für die Einspeicherung und Verarbeitung in elektronische Systeme. Alle Rechte, auch die des auszugsweisen Nachdrucks, der fotomechanischen Wiedergabe (einschließlich Mikrokopie) sowie der Auswertung durch Datenbanken oder ähnliche Einrichtungen, vorbehalten.

Impressum:

Copyright © 2017 GRIN Verlag
Druck und Bindung: Books on Demand GmbH, Norderstedt Germany
ISBN: 9783668780392

Dieses Buch bei GRIN:

https://www.grin.com/document/437919

Susann-Christin Zwinge

Das Gesundheitsmanagement im Sport

GRIN Verlag

GRIN - Your knowledge has value

Der GRIN Verlag publiziert seit 1998 wissenschaftliche Arbeiten von Studenten, Hochschullehrern und anderen Akademikern als eBook und gedrucktes Buch. Die Verlagswebsite www.grin.com ist die ideale Plattform zur Veröffentlichung von Hausarbeiten, Abschlussarbeiten, wissenschaftlichen Aufsätzen, Dissertationen und Fachbüchern.

Besuchen Sie uns im Internet:

http://www.grin.com/

http://www.facebook.com/grincom

http://www.twitter.com/grin_com

Deutsche Hochschule für

Prävention und Gesundheitsmanagement

Hermann Neuberger Sportschule 3

66123 Saarbrücken

Einsendeaufgabe

Fachmodul:	Gesundheitsmanagement
Studiengang:	Sportökonomie
Datum Präsenzphase:	06.02.17 – 09.02.17
Name, Vorname:	Zwinge, Susann-Christin
Studienort:	**Köln**
Semester:	**WS 14**

Inhaltsverzeichnis

1   BEDARFSANALYSE 1

1.1   Bewegungsempfehlungen und Bewegungsverhalten 1

1.2   Datenlage zum Gesundheitsmanagement 4

2   WIRKSAMKEIT KÖRPERLICHER AKTIVITÄT 9

3   ZIELGRUPPE 13

4   ZIELE UND INHALTE 14

5   LITERATURVERZEICHNIS 16

6   ABBILDUNGS- UND TABELLENVERZEICHNIS 18

6.1   Abbildungsverzeichnis 18

6.2   Tabellenverzeichnis 18

1 Bedarfsanalyse

Die vorliegende Einsendeaufgabe beschäftigt sich mit dem Schwerpunktthema: „Konzept zur Reduzierung von Bewegungsmangel und Prävention von Übergewicht und Adipositas bei Kindern und Jugendlichen durch gesundheitssportliche Aktivität." Um ein Rahmenkonzept für ein lebensspezifisches Angebot im Gesundheitssport zu entwickeln, muss vorher der Grundbaustein, die Grundlage der gegenwärtig verfügbaren Datenlage, festgelegt werden. Im Folgenden wird die Datenlage zum Schwerpunktthema dargelegt.

1.1 Bewegungsempfehlungen und Bewegungsverhalten

Zuerst wird erörtert welche Empfehlungen zur gesundheitswirksamen körperlichen Aktivität von anerkannten Fachgesellschaften für Kinder und Jugendliche vorgegeben werden. Daraufhin wird das tatsächliche Bewegungsverhalten der Kinder und Jugendlichen analysiert und dann ein Fazit gezogen.

Bevor die Bewegungsempfehlungen erörtert werden können, muss die Definition von körperlicher Aktivität und deren Abgrenzung zur sportlichen Aktivität (körperliches Training) geklärt werden.

Körperliche Aktivität ist „jegliche durch die Skelettmuskulatur hervorgebrachte Bewegung, die zu einem substanziellen Energieverbrauch über den Ruhewert hinausführt." (Bouchard, Blair, & Haskell, 2012) (Dishman, Heath, & Lee, 2013)

Sportliche Aktivität ist hingegen eine „über einen längeren Zeitraum wiederholt durchgeführte Aktivität, die auf morphologische, metabolische und funktionelle Anpassungserscheinungen im Sinne einer Verbesserung der körperlichen Leistungsfähigkeit und Gesundheit abzielt." (Bouchard et al., S.12, Hollmann & Strüder, 2009)

Nach Empfehlungen der Weltgesundheitsorganisation (im Folgenden WHO genannt) sollen Kinder und Jugendliche täglich eine Stunde mit mittlerer bis hoher Intensität körperlich aktiv sein (World Health Organization, 2010).

Dabei wird mittlere Intensität als sportliche Aktivität mit „etwas außer Atem kommen" definiert und hohe Intensität als „alle Bewegungsintensiven Sportarten und Aktivtäten, die Schwitzen und beschleunigtem Atem verursachen." (Bundesamt für Sport BASPO, 2013)

1

Des Weiteren sollte aber auch auf ein vielseitiges Bewegungsprogramm mehrmals die Woche geachtet werden, um die Knochen zu stärken, das Herzkreislaufsystem anzuregen, die Muskeln zu kräftigen, die Geschicklichkeit/Koordination zu verbessern und die Beweglichkeit zu erhalten (Bundesamt für Sport BASPO, 2013). Darüber hinaus sollten längere Inaktivitäten vermieden werden und ab einer Dauer von zwei Stunden durch körperliche Bewegungspausen unterbrochen werden (Bundesamt für Sport BASPO, 2013).

Das tatsächliche Bewegungsverhalten der Kinder und Jugendlichen wird in drei Punkten analysiert: sportlich aktiv, sportlich aktiv im Verein und körperlich aktiv.

77,5 % der Kinder und Jugendlichen im Alter von drei bis 17 Jahren sind laut der Ergebnisse der KiGGSStudie der ersten Folgebefragungen (KiGGS Welle 1) sportlich aktiv. Davon waren 62,2 % mindestens zwei Stunden in der Woche sportlich aktiv und 21,7 % mindestens fünf Stunden (Manz et al., 2014, S. 843).

Betrachtet man diese Zahlen genauer stellt man fest, dass von den sportlich Aktiven 76,6 % der Jungen und 75 % der Mädchen regelmäßig Sport treiben (min. einmal die Woche). 1/3 der Jungen und Mädchen sind dreimal die Woche sportlich aktiv, wovon 43,1 % Jungen und 36,2 % Mädchen sind (Manz et al., 2014, S.843). Auffällig ist, dass vom Kindes- bis ins frühe Teenageralter die sportliche Aktivität zunimmt, aber ab der Adoleszenz vorallem bei den Mädchen stark zurückgeht: Im Alter von 11-17 Jahren sind 89,9 % der Jungen sportlich aktiv und 75,5 % der Mädchen (Robert Koch-Institut, 2008, S. 58).

Betrachtet man die sozioökonomische Schicht (SES) wird deutlich, dass Kinder und Jugendliche aus der unteren Schicht seltener sportlich aktiv sind. Dies betrifft vorallem die Mädchen (Mädchen aus der höheren Schicht die sportlich aktiv sind: 86,5 % und im Vergleich dazu 62 % aus der niedrigeren Schicht). Verdeutlicht wird dies noch anhand der Fakten, dass 22,5 % der Kinder und Jugendlichen keinen Sport treiben und davon 38 % Mädchen aus der niedrigeren SES sind (Manz et al., 2014, S. 843).

An diesem Punkt wird der Frage nachgegangen, wie viele Kinder und Jugendliche in einem Verein sportlich aktiv sind. Laut Manz et al. (2014, S. 843), sind 59,7 % der sportlich aktiven Kinder und Jugendlichen in einem Verein aktiv. Davon üben 77,2 % mindestens eine Vereinssportart aus (Manz et al., 2014, S. 843). Im Alter von sieben bis zehn und 14-17 Jahren sind Jungen signifikant häufiger im Vereinssport tätig als Mädchen. Jedes zweite Kind im Vorschulalter treibt Sport in einem Verein (50,9 %) und im Grundschulalter steigt die Zahl auf 69,2 % an. Davon sind 57,1 % Jungen und 55,1 % Mädchen, die mindestens einmal pro Woche im Verein sportlich aktiv sind. Der Anteil

2

der Grundschulkinder, die dreimal oder öfter in der Woche Sport im Verein treiben, ist allerdings relativ gering, es sind nur 9,1 % der Jungen und 5 % der Mädchen (Robert Koch Institut & Bundeszentrale für gesundheitliche Aufklärung, 2008, S. 64-65).

Auch hier lässt sich ein Zusammenhang mit der sozioökonomischen Schicht und der sportlichen Aktivität der Kinder und Jugendlichen im Verein herstellen. Sind es in der höheren SES noch 74,1 % der Kinder und Jugendlichen, die den Vereinssport betreiben, so sind es in der niedrigeren Schicht lediglich noch 42,8 % (Manz et al., 2014, S. 843).

Zu guter Letzt wird jetzt das Bewegungsverhalten der Kinder und Jugendlichen in Bezug auf die körperliche Aktivität analysiert. Im Alter von null bis 17 Jahren sind nur 27,5 % aller Befragten der KiGGSStudie mindestens eine Stunde am Tag körperlich aktiv (Manz et al., 2014, S. 844). Demnach erfüllen nur 27,5 % der Kinder und Jugendlichen die Empfehlungen der WHO. Ab dem 14. Lebensjahr erfüllen die Jungen diese Empfehlungen häufiger als die Mädchen. Jedoch ist ersichtlich, dass mit dem Altersgang eine kontinuierliche Abnahme erfolgt (Manz et al., 2014, S: 844). Sind im Vorschulalter noch 51,5 % der Kinder und Jugendlichen körperlich aktiv sinkt die Anzahl im Grundschulalter (7-10Jahren) schon auf 31 % ab und dann weiter kontinuierlich bei den 11-13-Jährigen auf 14,8 % und bei den 14-17-Jährigen sogar auf 11,5 % (Manz et al., 2014, S: 844).

Zusammengefasst ist es erschreckend wie wenig Kinder und Jugendliche die Empfehlungen der WHO erfüllen (27,5 %). Des Weiteren ist auffällig, dass die körperliche Aktivität der Kinder ab Schulbeginn abnimmt. Auch der Zusammenhang zwischen sportlicher/körperlicher Aktivität und der sozioökonomischen Schicht lässt Handlungsspielraum für Veränderungen offen. Die Jungen erfüllen die WHO Empfehlungen häufiger als die Mädchen (Manz et al., 2014, S. 845). Jedes vierte Kind in Deutschland macht nicht regelmäßig Sport und jedes zehnte Kind überhaupt keinen Sport (Robert Koch-Institut & Bundeszentrale für gesundheitliche Aufklärung, 2008, S. 58).

Demnach gibt es besonderen Handlungsbedarf für Kinder und Jugendliche der niedrigen sozioökonomischen Schicht, die noch keinen Sport in einem Verein betreiben beziehungsweise noch kein Vereinsmitglied sind.

1.2 Datenlage zum Gesundheitsmanagement

Im nächsten Schritt wird die Datenlage zur Bedeutung des Gesundheitsproblems inner-halb der Bevölkerungsgruppe Übergewicht und Adipositas im Kindes- und Jugendalter erörtert. Als erstes wird die aktuelle Situation analysiert, anschließend werden die Ursa-chen und Risikofaktoren dargestellt, die im wissenschaftlichen Diskurs hierfür verant-wortlich gemacht werden. Abschließend wird in diesem Abschnitt über die Folgen von Übergewicht und Adipositas und die daraus abzuleitenden Handlungsnotwendigkeiten diskutiert.

Die Definition von Übergewicht und Adipositas bei Kinder und Jugendlichen müssen die alters- und geschlechterspezifischen Veränderungen des BMI mitberücksichtigt werden. Diese sind durch altersphysiologische Veränderungen der Fettmasse bedingt (Kromeyer-Hauschild, 2001). Deshalb wird im Kinder- und Jugendalter das Überge-wicht und die Adipositas über geschlechterspezifische Altersperzentile bestimmt für den BMI bestimmt (vgl. Abbildung 1 und 2).

Perzentile für den Body-mass-Index (in kg/m²) von Mädchen im Alter von 0–18 Jahren

Alter [Jahre]	L	S	P3	P10	P25	P50 (M)	P75	P90	P97
0	1,34	0,10	10,21	10,99	11,75	12,58	13,40	14,12	14,81
0,5	−0,03	0,08	13,86	14,55	15,29	16,16	17,08	17,95	18,85
1	−0,44	0,08	14,14	14,81	15,53	16,40	17,34	18,25	19,22
1,5	−0,71	0,08	13,94	14,59	15,32	16,19	17,16	18,11	19,15
2	−0,92	0,09	13,68	14,33	15,05	15,93	16,93	17,92	19,03
2,5	−1,07	0,09	13,46	14,10	14,82	15,71	16,73	17,76	18,92
3	−1,19	0,09	13,29	13,93	14,64	15,54	16,57	17,64	18,84
3,5	−1,30	0,09	13,16	13,79	14,51	15,42	16,46	17,56	18,81
4	−1,38	0,10	13,06	13,69	14,42	15,33	16,40	17,54	18,85
4,5	−1,46	0,10	13,00	13,64	14,37	15,31	16,41	17,58	18,97
5	−1,52	0,10	12,97	13,61	14,36	15,32	16,46	17,69	19,16
5,5	−1,58	0,10	12,94	13,60	14,36	15,35	16,53	17,83	19,40
6	−1,62	0,11	12,92	13,59	14,37	15,39	16,63	17,99	19,67
6,5	−1,65	0,11	12,93	13,62	14,42	15,48	16,77	18,21	20,01
7	−1,66	0,12	12,98	13,69	14,52	15,62	16,98	18,51	20,44
7,5	−1,65	0,12	13,06	13,80	14,66	15,81	17,24	18,86	20,93
8	−1,64	0,12	13,16	13,92	14,82	16,03	17,53	19,25	21,47
8,5	−1,61	0,13	13,27	14,06	15,00	16,25	17,83	19,65	22,01
9	−1,58	0,13	13,38	14,19	15,17	16,48	18,13	20,04	22,54

Abbildung 1: Ausschnitt der Perzentile für den Body-mass-Index von Mädchen im Alter von 0-9 Jahren (Kromeyer-Hauschild, 2001)

Perzentile für den Body-mass-Index (in kg/m²) von Jungen im Alter von 0–18 Jahren

Alter [Jahre]	L	S	P3	P10	P25	P50 (M)	P75	P90	P97
0	1,31	0,10	10,20	11,01	11,81	12,68	13,53	14,28	15,01
0,5	-0,67	0,08	14,38	15,06	15,80	16,70	17,69	18,66	19,72
1	-1,05	0,08	14,58	15,22	15,93	16,79	17,76	18,73	19,81
1,5	-1,28	0,08	14,31	14,92	15,60	16,44	17,40	18,37	19,47
2	-1,45	0,08	14,00	14,58	15,25	16,08	17,03	18,01	19,14
2,5	-1,58	0,08	13,73	14,31	14,97	15,80	16,76	17,76	18,92
3	-1,67	0,09	13,55	14,13	14,79	15,62	16,59	17,62	18,82
3,5	-1,75	0,09	13,44	14,01	14,67	15,51	16,50	17,56	18,80
4	-1,80	0,09	13,36	13,94	14,60	15,45	16,46	17,54	18,83
4,5	-1,85	0,09	13,30	13,88	14,55	15,42	16,45	17,56	18,90
5	-1,88	0,09	13,24	13,83	14,51	15,40	16,46	17,61	19,02
5,5	-1,90	0,10	13,20	13,80	14,50	15,40	16,50	17,71	19,19
6	-1,92	0,10	13,18	13,79	14,51	15,45	16,59	17,86	19,44
6,5	-1,92	0,10	13,19	13,82	14,56	15,53	16,73	18,07	19,76
7	-1,92	0,11	13,23	13,88	14,64	15,66	16,92	18,34	20,15
7,5	-1,92	0,11	13,29	13,96	14,76	15,82	17,14	18,65	20,60
8	-1,91	0,11	13,37	14,07	14,90	16,01	17,40	19,01	21,11
8,5	-1,89	0,12	13,46	14,18	15,05	16,21	17,68	19,38	21,64

Abbildung 2: Ausschnitt der Perzentile für den Body-mass-Index von Jungen im Alter von 0-8,5 Jahren (Kromeyer-Hauschild, 2001)

15 % der 0-17-Jährigen Kinder und Jugendlichen in Deutschland sind übergewichtig, davon sind 6,3 % adipös. Der Anteil derer steigt vom Kindesalter zur Adoleszenz an (Robert Koch-Institut, 2015, S. 205). Bei Jugendlichen im Alter von 11-17 Jahren ist die Prävalenz der Adipositas von der ersten Messung (2003-2006) bis zur ersten Folgebefragung von KiGGS (2009-2012) von 8,9 % auf 10 % gestiegen (Robert Koch-Institut, 2015, S. 206).

Auch hier ist ein Zusammenhang zwischen der sozioökonomischen Schicht und dem Gesundheitsproblem zu erkennen. Sozial benachteiligte Kinder und Jugendliche sind laut dem Robert Koch-Institut (2015, S. 206) häufiger übergewichtig.

Übergewichtige Mädchen aus der sozial niedrigeren Schicht liegen 2,8-fach über dem Risiko der Vergleichsgruppe mit hohem Sozialstatus. Auch bei den Jungen aus der sozial niedrigeren Schicht lässt sich ein 2,0-fach erhöhtes Risiko für Übergewicht im Vergleich zu den Jungen mit einem hohen Sozialstatus erkennen (Robert Koch-Institut, 2015, S. 206).

Betrachtet man die Jungen und die Mädchen getrennt, dann fällt auf, dass mehr Jungen (10,1 %) als Mädchen (7,7 %) übergewichtig sind (World Health Organization, 2017). Es stellt sich die Frage was die Ursachen für Übergewicht und Adipositas bei Kindern und Jugendlichen sind und warum deren Anteil steigt. Diese Frage wird im Folgenden anhand von wissenschaftlichen Diskursen beantwortet. Holub und Götz (2003) beschreiben Adipositas und Übergewicht als eine multifaktoriell bedingte Erkrankung, abhängig von genetischen Faktoren, dem menschlichen Verhalten und von den Umwelt- und Lebensbedingungen.

Graf et al (2003, S. 12) sehen die Ursachen in Erkrankungen, genetischen Faktoren und psychischen Erkrankungen, Medikamenten, Umwelt- und Lebenseinflüssen, sowie der Ernährung. Bei den Erkrankungen sind besonders die endokrinologischen Erkrankungen, wie zum Beispiel die Schilddrüsenunterfunktion, zu erwähnen (Graf et al., 2003, S. 10). Bei ca. 50 % der Adipösen liegt eine genetische Vererbung vor (Graf et al., 2003, S.12).

Dass auch die genetische Disposition für die Entstehung von Übergewicht und Adipositas mitverantwortlich ist, kann nicht mehr bestritten werden. „Formalgenetische Studien belegen eine hohe Erblichkeit des Körpergewichts. Es werden 50 – 80 % der Varianz des BMI durch genetische Faktoren erklärt." (Wirth/Hinney, 2008, S. 67)

Laut Graf et al (2003, S. 12) können auch Nebenwirkungen von Medikamenten Auslöser für Übergewicht und Adipositas sein. Es wird vermutet, dass durch die Absenkung des Blutglukosespiegels Hunger induziert wird und so mehr appetitanregende Neuropeptide ausgeschüttet werden.

Des Weiteren sehen Graf et al (2003, S. 12-13) die Veränderungen der Umwelt- und Lebenseinflüsse als Ursache für das bestehende Gesundheitsproblem: Fehlende Bewegungs- und Spielbereiche beeinflussen das Bewegungsverhalten der Kinder und Jugendlichen, sowie die modernen Fortbewegungsmöglichkeiten.

Eine weitere immer gravierendere Ursache sind elektronische Medien und die Zeiten, die Kinder und Jugendliche vor Bildschirmen verbringen. Dadurch nimmt die körperliche Inaktivität zu (Graf et al., 2003, S. 13). Nachweislich steht die durch Freizeitbeschäftigungen (u.a. Fernsehen, PC-Spiele) verursachte körperliche Inaktivität in einem Zusammenhang mit der Entstehung von Adipositas und Übergewicht bei Kinder und Jugendlichen (Andersen, Crespo, Bartlett, Cheskin & Pratt, 1998).

Als weitere Ursache für das Gesundheitsproblem wird von Graf et al. (2003, S. 13) die Ernährung gesehen. Auf Grund des konsumierten Fettes, dem Fast-Food, Süßigkeiten, gesüßten Getränken und dem Industriezucker in Kombination mit der Inaktivität nehmen die Menschen immer weiter zu.

Dazu kommt das emotionsinduzierte Essverhalten, aus Langeweile anfangen zu essen, um Gefühle wie Angst und Trauer zu vearbeiten oder Stress und Frust abzubauen, obwohl man gar kein Hungergefühl hat (Graf et al., 2003, S. 13).

Holub und Götz (2003) sehen auch das Bildungsniveau der Eltern als eine Ursache für das Gesundheitsproblem. Kinder, die von ihren Eltern nicht gefördert/gefordert oder vernachlässigt werden, weisen ein erhöhtes Risiko auf. Ohne ausreichendes Wissen über gesundes Essen gestaltet es sich schwierig auch mit unzureichenden finanziellen Mitteln eine ausgewogene Ernährung zu gewährleisten. (vgl. Zwick, 2009)

Zusätzliche Risikofaktoren, die für Übergewicht und Adipositas verantwortlich gemacht werden, sind familiäre Belastungen wie übergewichtige und adipöse Eltern, Migrationshintergrund und ein niedriger sozialer Status (Holub & Götz, 2003, S. 232).

Aus bis zu 80 % der übergewichtigen Kinder und Jugendlichen werden übergewichtige Erwachsene mit Folgeerkrankungen wie Diabetes, Herz-Kreislauferkrankungen oder Fettstoffwechselstörungen (Whitaker, Wright, Pepe, Seidel, & Dietz, 1997, S. 869-873) weitere Begleit- und Folgeerkrankungen.

Die Auswirkungen der Adipositas auf die Morbidität und Mortalität sind vielfältig belegt (Korsten-Reck et al., 2006). Für die Bundesrepublik Deutschland gehen Berechnungen zufolge, falls die Prävalenz der Adipositas bei Erwachsenen nicht ansteigt, davon aus, dass im Jahre 2030 die Gesamtkosten der frühmanifesten Adipositas um ca. 50 % steigen (Korsten-Reck et al., 2006).

Aus den oben genannten Fakten ergibt sich das Erfordernis ein Gesundheitskonzept für übergewichtige und adipöse Kinder und Jugendliche zu entwickeln.

Tabelle 2
Begleit- und Folgeerkrankungen

Begleiterkrankungen im Kindes- und Jugendalter	Spätfolgen im Erwachsenenalter
Metabolisch-endokrinologische Erkrankungen	
Metabolisches Syndrom (Hypertonie, Dyslipoproteinämie,	NIDDM
Hyperinsulinismus, verminderte orale Glukosetoleranz)	Hypertriglyzeridämie
NIDDM	Hypercholesterinämie
Frühe Menarche	Hyperurikämie
Zyklusunregelmäßigkeiten	Zyklusstörungen und polyzystisches Ovar-Syndrom
Kardiale und vaskuläre Erkrankungen	
Vergrößerung der linksventrikulären Muskelmasse	Arterielle Hypertonie
Arterielle Hypertonie	Linksventrikuläre Hypertrophie
Atherosklerose	Atherosklerose
	KHK
	Zerebrovaskuläre Erkrankungen
	Periphere arterielle Verschlusskrankheit
	Chronisch venöse Insuffizienz
	Erhöhtes Thromboserisiko
Gastroenterologische Erkrankungen	
Cholelithiasis	Cholelithiasis
Steatohepatitis	Refluxösophagitis
	Nicht alkoholinduzierte Steatohepatitis (NASH)
	Pankreatitis
Orthopädische und traumatologische Probleme	
Fehlhaltungen	Früharthrosen
Fehlstellungen	Haltungsschäden
Epiphyseolysen	Diskopathien
	Osteoporose
Neurologische Beteiligung	**Erhöhtes Malignomrisiko**
Idiopathische intrakranielle Hypertension	Kolon-, Endometrium-, Zervix-, Gallenblasen-
(Pseudotumor cerebri)	und Prostatakarzinom
Respiratorische Erkrankungen	
Obstruktives Schlafapnoesyndrom (OSAS)	Obstruktives Schlafapnoesyndrom (OSAS)
Asthma bronchiale	Asthma bronchiale
Psychosoziale Folgen	
Reduziertes Selbstwertgefühl	Diskriminierung
Depressive Stimmungslage	Depressionen
Bulimie	Geringeres Einkommen
	Bulimie

Abbildung 3: Begleit- und Folgeerkrankungen (Kromeyer-Hauschild, 2001)

8

2 Wirksamkeit körperlicher Aktivität

Tabelle 1: Darlegung der Studie: Freiburg Intervention Trail for Obese Children (FITOC): Ergebnisse einer klinischen Beobachtungsstudie (Korsten-Reck et al., 2006)

Autor/en	Korsten-Reck, U., Kromeyer-Hauschild, K., Korsten, K., Rücker, G., Dickhuth, H. H., Berg, A.
Publikationsjahr	2006
Titel	Freiburg Intervention Trail for Obese Children (FITOC): Ergebnisse einer klinischen Beobachtungsstudie
Hintergrund und Fragestellungen	- stetige Zunahme der Prävalenz der übergewichtigen und adipösen Kinder und Jugendlichen - Großteil der übergewichtigen Kinder und Jugendlichen wird auch im Erwachsenenalter übergewichtig bleiben - große Auswirkung der Adipositas auf Morbidität und Mortalität - tägliche Bewegungszeit der Kinder und Jugendlichen nimmt täglich ab - Kombination steigender körperlicher Inaktivität und der ständigen Verfügbarkeit von Essen - steigender Kostenaufwand der frühmanifesten Adipositas im Erwachsenenalter - Ziele: Gewichtsstabilität und moderate Gewichtsreduktion, Verhaltensänderungen bezüglich Ernährung und Bewegung Fragestellung: - Ist es möglich Kinder mit einer chronischen Erkrankung Adipositas in einem langfristigen Interventionsprogramm erfolgreich zu behandeln
Methoden	- Daten von 33 Gruppen, welche zwischen den Jahren 1990 und 2004 - 472 Kinder und Jugendliche (220 Jungen und 252 Mädchen) im Durchschnittsalter von 10,5 Jahren - Kontrollgruppe: 29 Kinder (16 Jungen und 13 Mädchen9 - übergewichtige Kinder im Alter von 8 bis 11 Jahren, über dem 97 Perzentil liegen, Kinder zwischen dem 90. Und dem 97 Perzentil, wurden nur in das Programm aufgenommen, wenn sie Begleiterkrankungen, wie zum Beispiel manifeste Hypertonie oder Dyslipoproteinämie vorlag oder ein Elternteil adipös war - Überweisung erfolgt über Ärzte - Programm: Kombination aus organisiertem Sport (3x/Woche), einer Ernährungsschulung (1x/Woche sportbegleitend; 7 Kinderschulungsnachmittage und 7 Elternabende, werden im Abstand von 4-6 Wochen durchgeführt) und einer Verhaltenstherapie - Dauer: 8 Monate - Betreuung der Kinder durch das selbe Team: ein Arzt, ein Oecotrophologe, ein Sportlehrer, ein Psychologe

	- Ziel der Sportstunden: Freude an Bewegung und Verbesserung der motorischen Hauptbeanspruchungsformen
	- weitere Bestandteile des Programms sind Wissen über eigene Körperreaktionen, Erarbeiten von besonderen Fähigkeiten für verschiedene Sportarten und Erhöhung der Alltagsaktivität
	- Ernährungs- und Verhaltensschulungen werden für Eltern und Kinder getrennt geschult
	- Therpaieziele: Orientierung an den Leitlinien der Arbeitsgemeinschaft Adipositas im Kindes- und Jugendalter, werden regelmäßig den Bedürfnissen der Kinder und Jugendlichen neu angepasst
	- Erfasste Parameter: Körpergröße, Gewicht, BMI, BMI-SDS, Gesamtcholesterin (CH), LDL- (LDL-C) und HDL-Cholesterin (HDL-C) und die körperliche Leistungsfähigkeit (Watt/kg)
	- das Freizeit- und Ernährungsverhalten wurde mittels Fragebögen bestimmt (sportliche Aktivität (Stunden/Woche), Umfang des Fernsehkonsums (Stunden/Tag) und die Zeit am Computer (Stunden/Tag) bestimmt
	- Berechnung der Perzentile erfolgte anhand der LMS-Methode von Cole
	Gesamtcholesterin wurde mit einem enzymatischen Farbtest und HDL-C und LDL-C mit einem elektrophoretischen Verfahren (Helena REP Diagnostic, Greiner Bio Chemica) ermittelt
	- die maximale Leistungsfähigkeit (Watt/kg) wurde mit einem Fahrradergometertest gemessen (Anfangsbelastung 25 Watt und alle 3 Minuten wurde Wattleistung um 25 Watt erhöht bis zur subjektiven Erschöpfung)
	- die statistische Auswertung erfolgte anhand der SPSS 10.0 für Windows
	zur Überprüfung der Normalverteilung wurde der Kolmogorov-Smirnov-Test benutzt
Ergebnisse	- einen geringeren BMI-SDS weisen 71,7 % der Kinder und Jugendlichen auf
	- ein signifikanter Unterschied ist hier bei den Jungen und Mädchen zu beobachten
	- eine signifikante Zunahme der körperlichen Leistungsfähigkeit (Watt/kg) (p<0,001)
	- Abnahme des Gesamt- und LDL-Cholesterin
	- tendenzielle Zunahme des HDL-Cholesterin
	- Kontrollgruppe: BMI-SDS blieb konstant, Cholesterinwerte wiesen eine Tendenz zur Verschlechterung auf und unverändert blieb die körperliche Leistungsfähigkeit
	- sportliche Aktivität: vor der Intervention: 31 % der Jungen und 23,4 % der Mädchen, nach der Intervention: um ca. 40 % stieg der Anteil
Diskussion und Schlussfolgerung	- Das Ziel, eine Gewichtsstabilität bzw. eine relative Gewichtsreduktion konnte bei den Jungen und bei den Mädchen erreicht werden
	- bei der Kontrollgruppe hingegen stieg der BMI-SDS nachweislich

	- Fehler auf Grund der Gruppenselektion und statistische Fehler (unterschiedliche Gruppengrößen) sin nicht auszuschließen - trotz der Fehler ist die Studie aussagekräftig - zukünftige Studien müssen diese Aussagen jedoch weiter belegen - Therapieziele müssen, auf Grund der sich verändernden Bedingungen, neu formuliert werden - positiv war, dass die Drop-out-Rate gering geblieben ist und spricht somit dafür, dass das Programm an die Bedürfnisse der Kinder ausgerichtet gewesen ist - innerhalb der Adipositas bei Kindern und Jugendlichen scheint die körperliche Aktivität scheint somit als Schlüsselelement zu sein - langfristig muss diesen Kindern eine Eingliederung in Sportvereine ermöglicht werden und die Motivation zum selbständigen Sporttreiben erreicht werden

Tabelle 2: Darlegung der Studie Educating the Student Body. Taking Physical Activity and Physical Education to School (Cook & Kohl, 2013)

Autor/en	Cook, H. D. & Kohl, H. W. (Hrsg.) Autoren: Committee on Physical Activity and Physical Education in the School Environment; Food and Nutrition Board; Institute of Medicine (Ausschuss für körperliche Betätigung und Leibeserziehung im Schulumfeld; Lebensmittel- und Ernährungsausschuss; Institut für Medizin)
Publikationsjahr	Oktober 2013
Titel	Educating the Student Body. Taking Physical Activity and Physical Education to School.
Hintergrund und Fragestellungen	Hintergrund: - Entstehung von Fettleibigkeit als gesundheitliche Bedrohung für die Kinder und Jugendlichen nimmt zu - Schulen sollen aufgerufen werden eine führende Rolle für diese Kinder zu übernehmen - Bedeutung der körperlichen Aktivität für die Gesundheit im Kindes- und Jugendalter nimmt auf Grund der steigenden Anzahl an übergewichtigen und adipösen Kindern zu - 96-98 % der 5-17-jährigen Kinder und Jugendlichen in den US sind in einer Schule sieben Stunden am Tag, demnach hat dieses Setting ein großes Potenzial und eine große Möglichkeit Kinder und Jugendliche anzusprechen Fragestellung: - Empfehlung für Ansätze und Verbesserungen von Programmen und Maßnahmen für körperliche Aktivität und Sportunterricht im Setting Schule zu entwickeln - Einflüsse der körperlichen Betätigung des Sportunterrichts auf kurz- und langfristige Körperliche Gesundheit, Kognitive und Leis-

11

	tungsfähigkeit des Gehirns, psychosoziale Gesundheit und Entwicklung der Kinder und Jugendlichen
Methoden	- Literaturrecherche und Vorträge von Fachleuten zu Programmansätzen zur körperlichen Betätigung im Setting Schule
	- 1.000 Artikel und Berichte von Peer-Review veröffentlichter Literatur und aus Organisationen, die für den Sportunterricht, körperliche Aktivität und Gesundheit relevant sind, wurden ausgewertet
	- die Literatur wurde gesucht in: Scopus, ERIC (Education Resources Information Center) und MEDLINE
	- Scopus: multidimensionales Forschungsinstrument, Themenbereiche sind u.a.: Leben und Gesundheitswissenschaften, Sozialwissenschaften und Psychologie
	- ERIC: von dem Institut für Bildungswissenschaften und dem US-Bildungsministerium gefördert, Datensätze für bildungsbezogene Zeitschriftenartikel und Bildungsmaterialien von u.a. wissenschaftlichen Organisationen und Berufsverbänden
	- MEDLINE: bibliographische Datenbank der US Nationalbibliothek für Medizin, Bereiche sind u.a. Medizin, Pflege und Gesundheitswissenschaften
Ergebnisse	- wenige Kinder und Jugendliche (nicht mal die Hälfte) erfüllen die Empfehlungen von einer Stunde körperlicher Aktivität pro Tag
	- der Anteil der die Empfehlungen erfüllt nimmt mit dem Altersgang ab
	- Jungen sind körperlich aktiver als Mädchen
	- zu der körperlichen Aktivität in der Schule gibt es zu wenig Informationen
	- aerobe Ausdauer hat positive Einflüsse auf den BMI und den Körperfettanteil
	- die Muskelkraft erhöht die sportlichen Leistungen und verhindert das Verletzungsrisiko, des Weiteren hat sie eine positive Wirkung auf das Herzkreislaufsystem, die Fitness und die Körperzusammensetzung, die Blutwerte und die Insulinsensitivität
	- die Flexibilität verhindert Rückenbeschwerden, welche durch Übergewicht entstehen und verbessert die Haltungsbeschwerden
	- ohne eine Ernährungsumstellung/ ohne Eingriffe in das Ernährungsverhalten sind die Auswirkungen auf das Körpergewicht allerdings gering
	- eine signifikante, moderate Reduktion des Körperfettes ist abhängig von dem Anfangsniveau des Körperfettes und der Dauer der Ausübungen
Diskussion und Schlussfolgerung	- wichtig ist es, dass viele verschiedene Settings außerhalb der Schule (Familie, Gemeinde, Wirtschaft und Industrie, Medien) mit angesprochen werden, da die Schule alleine keine langfristigen Erfolge verbuchen wird.

3 Zielgruppe

Tabelle 3: Definition der Zielgruppe

Soziodemographische Merkmale	
Geschlecht	Männlich und weiblich
Alter	7-8
Familienstand	ledig
Sozialstatus der Eltern	
Sozialstatus	niedrig
Bildungshintergrund	Bildungsferne Haushalte
Migrationshintergrund	ja
Einkommensverhältnisse	Einkommensschwache Haushalte/ unteres Einkommensquitil
Gesundheitszustand - Primärprävention	
Bestehende Risikofaktoren	• Bewegungsmangel, Kein Erreichen der WHO-Bewegungsempfehlungen • Keine Vereinszugehörigkeit • Übergewicht (BMI ±25 Kg/m2), Adipositas ≤Grad II (bei Grad II Adipositas mit ärztlicher Unbedenklichkeitsbescheinigung), • Hypertonie bis Stufe I, Hypertonie Stufe II (mit ärztlicher Unbedenklichkeitsbescheinigung)
Eventuell bestehende Erkrankungen	Ja, chronisch degenerative Erkrankungen
Bewegungsverhalten	
Bewegungsverhalten	Umfang der körperlichen Aktivität pro Woche unter 150 Minuten, Bereitschaft zur Mehrbewegung
Vereinszugehörigkeit	Nein
Kontraindikationen bzw. Ausschlusskriterien	
Unter welchen Bedingungen wird ein Interessent nicht als Teilnehmer zugelassen?	Adipositas Grad III, Hypertonie Stufe II (ohne ärztliche Unbedenklichkeitsbescheinigung) oder höher, Akute Verletzungen oder Bandscheibenvorfälle, künstliche Gelenke jünger als 12 Monate, sonstige Erkrankungen die eine sportliche Aktivität ausschließen

4 Ziele und Inhalte

Tabelle 4: Ziele und Inhalte für das Gesundheitssportkonzept

Gesamtziel		
Gezielte Stärkung psychischer und physischer Gesundheitsressourcen		
Zieldimension Gesundheitswirkungen		
Kernziel	Teilziel	Inhalt
1) Stärkung physischer Gesundheitsressourcen	1) gezielte Schulung Ausdauer- leistungsfähigkeit und Koordina- tion 2) Verbesserung der motori- schen Fähigkeiten Flexibilität und Kraft	1) Spielerisches Ausdauer- und Koordinationstraining als Haupt- teil der Stunde sowie muskelkräf- tigende Übungsformen 2) Förderung Beweglichkeit/ Flexibilität im Ausklang der Stun- de
2) Verminderung von Risikofaktoren	1) Verminderung von Bewe- gungsmangel als Risikofaktor 2) Gewichtsreduktion	1) Ausdauertraining als Hauptteil der Stunde 2) spielerische Wissensvermitt- lung an die Kinder und separate Wissensvermittlung an die El- ternüber das Ernährungsverhal- ten, zusammen gesund Kochen
3) Stärkung psychosozialer Gesundheitsressourcen	1) positives Körper und Grup- penempfinden 2) Spaß am Sport vermitteln	1) Über soziale Spielelemente im Hauptteil unteranderem auch durch Life Kinetik (Seine eigenen Verbesserungen wahrnehmen und spielerisch Spaß vermitteln) und im Ausklang der Stunde Körperwahrnehmung 2) Partner-/ und Gruppenspiele im Hauptteil der Stunde
4) Bewältigung von Beschwerden und Missempfinden	1) Verbesserung der Stressresis- tenz 2) Vorbeugen von Beschwerden auf Grund von Inaktivität	1) Autogenes Training o. Muskel- relaxation zur Entspannung als Schlussteil 2) Ausdauertraining/ Krafttraining im Hauptteil
Zieldimensionen Verhaltenswirkungen		
Kernziel	Teilziel	Inhalt
5) Aufbau von Bindung an gesundheitssportliche Aktivität	1) regelmäßige Teilnahme am Kurs 2) Integration gelernter Inhalte in den Alltag	1) Vermittlung von Spaß und Motivation, Eltern in die Verant- wortung/Verpflichtung ziehen 2) Wissensvermittlung der Trai- ningseffekte und wissenschaftli- che Hintergründe an die Eltern und Weitergabe von

14

		Spielesammlungen zur körperlichen Aktivität
Zieldimensionen Verhältniswirkungen		
Kernziel	Teilziel	Inhalt
6) Verbesserung der Bewegungsverhältnisse	1) Schaffung/ Bereitstellung von Settings zur Ausübung sportlicher Aktivitäten 2) Nach Beendung des Kurses, gesundheitsförderliche Verhältnisse bereits stellen, die das weitere Training ermöglichen	1) Kooperationen zwischen Schule und Verein mit qualitativ hochwertigen Übungsleitern als Übermittags Programm nach der Schule oder als Schul-AG 2) Die Eltern über fortlaufende Möglichkeiten informieren und Netzwerke herstellen an die die Eltern sich wenden können

5 Literaturverzeichnis

Andersen, R., Crespo, C., Bartlett, S., Cheskin, L., & Pratt, M. (1998). Relationship of physical activity and television watching with body weight and level of fatness among children: results from the Third National Health and Nutrition Examination Survey. *The Journal of the American Medical Association, 279*(12), 938-942.

Bouchard, C., Blair, S. N., & Haskell, W. L. (Hrsg.). (2012). *Physical activity and health* (Bd. 2nd ed). (W. L. Haskell, Hrsg.) Chapaign, IL: Human Kinetics.

Bundesamt für Sport BASPO, Bundesamt für Gesundheit BAG, Gesundheitsförderung Schweiz, bfu - Beratungsstelle für Unfallverhütung, Suva, Netzwerke Gesundheit und Bewegung Schweiz. (2013). *Gesundheitswirksame Bewegung bei Kindern und Jugendlichen.* Magglingen: BASPO. Zugriff am 14. 02 2017. Verfügbar unter http://www.hepa.ch/content/hepa-internet/de/bewegungsempfehlungen/_jcr_content/contentPar/accordion/accordionItems/bewegungsempfehlunge_1517741193/accordionPar/downloadlist/downloadItems/744_1480338900202.download/hepa_Merkblatt_Gesundheitswirksame_Bewegung_Kinder_DE.pdf

Cook, H., & Kohl, H. (2013). *Educating the Student Body. Taking Physical Activity and Physical Education to School.* (W. N. Press, Hrsg.) Zugriff am 23. 02 2017. Verfügbar unter https://www.ncbi.nlm.nih.gov/pubmed/24851299

Dishman, R., Heath, G., & Lee, I.-M. (2013). *Physical activity epidemiology* (2nd ed). Champaign, IL: Human Kinetics.

Gradf, C., Dordel, S., & Reinher, T. (Hrsg.). (2007). *Bewegungsmangel und Fehlernährung bei Kinder und Jugendlichen. Prävention und interdiisziplinäre Therapieansätze bei Übergewicht und Adipositas.* Köln: Deutscher Ärzte-Verlag.

Hollmann, W., & Strüder, H. (2009). *Sportmedizin. Grundlagen für körperliche Aktivität, Training und Präventivmedizin* (5., völlig neu bearbeitete und erweiterte Aufl.). Stuttgart: Schattauer.

Holub, M., & Götz, M. (1. Februar 2003). Ursachen und Folgen von Adipositas im Kindes- und Jugendalter. *Monatsschrift Kinderheilkunde*, 151(2), S. 227-236.

Korsten-Reck, U., Kromeyer-Hauschild, K., Korsten, K., Rücker, G., Dickhuth, H., & Berg, A. (2006). Freiburger Intervention Trail for Obese Children (FITOC):

Ergebnisse einer klinischen Beobachtungsstudie. *Deutsche Zeitschrift für Sportmedizin, 57*(2), S. 36-41.

Kromeyer-Hauschild, K., Wabitsch, M., Kunze, D., Geller, F., Geiß, H., Hesse, V. et al. (2001). Perzentile für den Body-mass-index für das Kindes-und Jugendalter unter Heranziehung verschiedener deutscher Stichprobe. *Monatsschrift Kinderheilkunde, 8*, S. 807-818.

Manz, K., Schlack, R., Poethko-Müller, C., Mensink, G. B., Finger, J., & Lampert, T. (2014). Körperlich-sportliche Aktivität und Nutzung elekttonischer Medien im Kindes- und Jugendalter. Ergebnisse der KiGGSStudie - Erste Folgebefragung (KiGGS Welle 1). *Bundesgesundheitsblatt - Gesundheitsforschung - Gesundheitsschutz.* Zugriff am 13. 02 2017 Verfügbar unter http://edoc.rki.de/oa/articles/reLdNZIuhBgmc/PDF/22pI9MzdGXp6.pdf

Robert Koch-Institut. (2008). *Lebensphasenspezifische Gesundheit von Kinder und Jugendlichen in Deutschland. Ergebnisse des Nationalen Kinder- und Jugendgesundheitssurveys.* Zugriff am 13. 02 2017 Verfügbar unter https://www.rki.de/DE/Content/Gesundheitsmonitoring/Gesundheitsberichterstat tung/GBEDownloadsB/KiGGS_SVR.pdf?__blob=publicationFile

Robert Koch-Institut. (2015). *Gesundheit in Deutschland. Gesundheitsberichterstattung des Bundes gemeinsam getragen von RKI und DESTATIS.* Zugriff am 19. 02 2017 Verfügbar unter https://www.rki.de/DE/Content/Gesundheitsmonitoring/Gesundheitsberichterstat tung/GesInDtld/GesInDtld_inhalt.html

Robert Koch-Institut, & Bundeszentrale für gesundheitliche Aufklärung. (2008). *Erkennen - Bewerten - Handeln: Zur Gesundheit von Kindern und Jugendlichen in Deutschland.* Zugriff am 16. 02 2017 Verfügbar unter https://www.rki.de/DE/Content/Gesundheitsmonitoring/Studien/Kiggs/Basiserhe bung/KiGGS_GPA.pdf?__blob=publicationFile

Schmidt, W. (Hrsg.). (2008). *Zweiter Deutsche Kinder- und Jugendsportbericht. Schwerpunkt: Kindheit (Deutscher Kinder- und Jugendsportbericht, Bd. 2.* Schorndorf: Hofmann.

Whitaker, R., Wright, J., Pepe, M., Seidel, K., & Dietz, W. (1997). *Predicting obesity in young adulthood from childhood and parental obsity.* Abgerufen am 23. 02 2017 von The New England Journal of Medicine.

World Health Organization. (2010). *Global recommendations on physical activity for heealth.* Zugriff am 15. 02 2017 Verfügbar unter http://www.who.int/dietphysicalactivity/factsheet_recommendations/en/

World Health Organization. (2017). *Anteil der übergewichtigen Kinder und Jugendlichen in Deutschland nach Alter und Geschlecht im Jahr 2014.* In Statista - Das Statistik Portal. Zugriff am 19. 02 2017 Verfügbar unter https://de.statista.com/statistik/daten/studie/218508/umfrage/anteil-der-uebergewichtigen-kinder-und-jugendlichen-nach-alter-und-geschlecht/

6 Abbildungs- und Tabellenverzeichnis

6.1 Abbildungsverzeichnis

Abbildung 1: Ausschnitt der Perzentile für den Body-mass-Index von Mädchen im Alter von 0-9 Jahren (Kromeyer-Hauschild, 2001).................4
Abbildung 2: Ausschnitt der Perzentile für den Body-mass-Index von Jungen im Alter von 0-8,5 Jahren (Kromeyer-Hauschild, 2001).................5
Abbildung 3: Begleit- und Folgeerkrankungen (Kromeyer-Hauschild, 2001).................8

6.2 Tabellenverzeichnis

Tabelle 1: Darlegung der Studie:.................9
Tabelle 2: Darlegung der Studie:.................11
Tabelle 3: Definition der Zielgruppe.................13
Tabelle 4: Ziele und Inhalte für das Gesundheitssportkonzept.................14

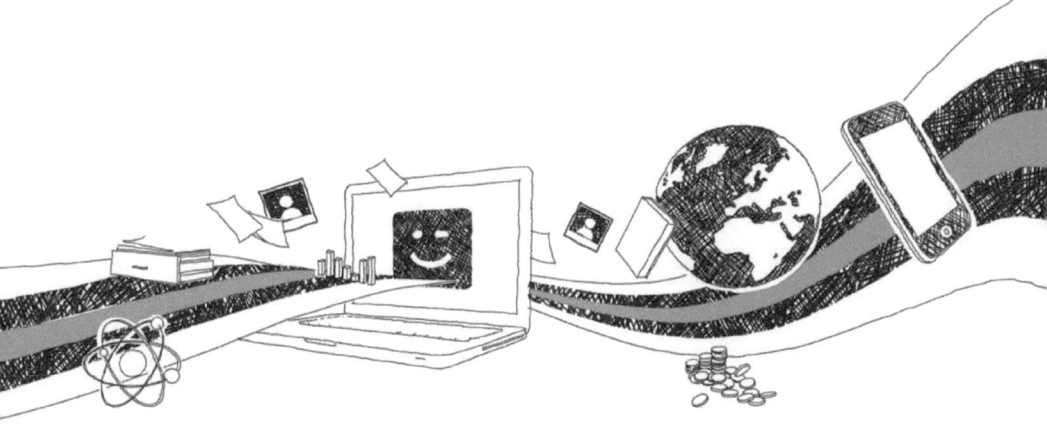
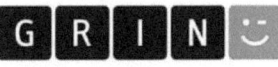